DES

AGENTS PHYSIQUES

EN THÉRAPEUTIQUE

PAR LE

Docteur GARRAUD-CHOTARD

PROFESSEUR SUPPLÉANT A L'ÉCOLE DE MÉDECINE DE LIMOGES

DISCOURS

Prononcé à la Séance solennelle de rentrée de l'Ecole de médecine de Limoges
le 14 novembre 1901

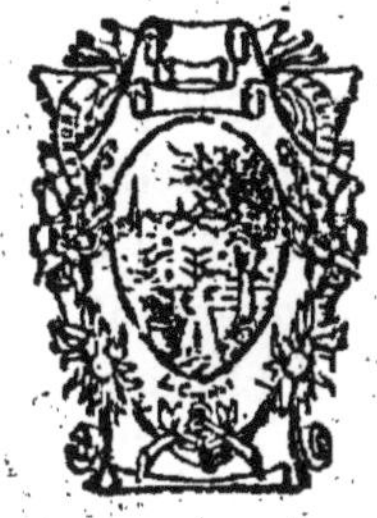

LIMOGES

IMPRIMERIE-LIBRAIRIE Vᵉ H. DUCOURTIEUX

7, RUE DES ARÈNES, 7

1901

DES AGENTS PHYSIQUES EN THÉRAPEUTIQUE

Monsieur le Maire,
Mesdames, Messieurs,
Messieurs les Étudiants,

Les peuples des civilisations anciennes usaient beaucoup des agents physiques, de ceux au moins qu'ils avaient se procurer ; les grecs et surtout les romains faisaient grand usage des bains et des massages, cela plutôt au point de vue de la propreté et de l'esthétique qu'au point de vue médical. La médecine du moyen âge n'en usa guère, pas plus que les praticiens du xviiᵉ et du xviiiᵉ siècle. C'est surtout la thérapeutique de notre époque, la thérapeutique de la fin du xixᵉ siècle qui utilisa les moyens puissants que la physique met à la disposition du médecin. Il devait en être fatalement ainsi ; ce n'est que dans le courant de ce siècle que les physiciens étudièrent, connurent bien, domestiquèrent pour ainsi dire les forces physiques ; après eux les physiologistes examinèrent avec soin l'action de ces forces sur l'être vivant, sur l'homme ou les divers éléments qui le composent. Il n'était pas étonnant, dis-je, de voir la thérapeutique essayer à son tour d'utiliser les agents physiques pour soulager ou guérir les divers organes de la machine humaine qu'un état pathologique quelconque avait mis hors d'usage.

Les sciences médicales sont incontestablement celles dans lesquelles on déploie le plus d'activité; dans toutes les parties du monde, dans un point quelconque de la surface de la terre, les médecins s'évertuent à connaître les causes, la manière d'être, de se propager ou de se guérir des maladies. Etiologie, pathogénie, contagion, traitement, sont divers chapitres d'une maladie qui s'éclairent souvent mutuellement. A la suite de certaines découvertes quelques chapitres prennent quelquefois le pas sur les autres; c'est ainsi que les théories de Pasteur et de ses élèves ont ouvert des horizons nouveaux au sujet de la contagion et de la prophylaxie, et à l'heure actuelle pour la plupart des maladies nous savons qu'il est plus facile de prévenir que de guérir.

La thérapeutique cependant progresse tous les jours et il faut reconnaître que si dans bien des cas elle est impuissante, il en est d'autres, et non des moins nombreux, où elle rend de véritables services. Les progrès effectués depuis quelques années dans cette branche des sciences médicales ont été assez considérables; l'emploi des agents physiques a contribué pour une grande part à élargir son champ d'action.

Les thérapeutistes dont l'activité est fort grande et la perspicacité sans égale, employèrent tour à tour bien des moyens; d'abord les médicaments furent pris dans le monde organisé, les végétaux et les animaux, certaines peuplades sauvages en sont encore à cette phase. Plus tard, ce fut aux substances minérales naturelles qu'on s'adressa; les progrès incessants des sciences chimiques permirent de produire et d'obtenir très pures ces substances dans le laboratoire. Enfin les synthèses de l'école française, de Berthelot, de Jungfleisch, de Moissan, permirent de produire de toutes pièces, non seulement les substances que nous fournissait auparavant le monde végétal ou le monde animal, mais d'en imaginer et d'en préparer une multitude d'autres. Il suffit d'ouvrir un journal de médecine ou un formulaire pour se rendre compte du nombre considérable de produits chimiques nouveaux qui inondent tous les jours l'arsenal thérapeutique.

Pendant que les chimistes donnaient libre cours à leur imagination féconde, les physiciens n'étaient pas inactifs ; l'introduction des agents physiques en thérapeutique est venue augmenter les moyens d'action dans la lutte incessante contre la maladie, et constituer une véritable révolution, révolution plus importante qu'on ne le pense en général.

Pour passer en revue ces divers agents, nous conserverons la division généralement adoptée dans tous les traités de physique en commençant par la mécanique.

Je ne parlerai pas des instruments de chirurgie divers et variés qui tous mettent en œuvre dans leur fonctionnement les lois de la mécanique ; quelques-uns sont d'une simplicité remarquable comme théorie, pour d'autres, au contraire, on est loin d'être d'accord ; les accoucheurs discutent encore pour savoir si le forceps est un levier ou un tracteur.

La gymnastique qui développe admirablement les muscles et l'être tout entier de l'individu, a été dans ces dernières années étudiée d'une façon systématique et appliquée rationnellement au développement de tel ou tel muscle. Les athlètes et ceux qui pratiquent les sports sont fiers d'avoir une belle musculature ; Sandow en leur faisant suivre sa méthode leur a fait comprendre et leur a montré que si les exercices violents sont bons pour développer l'individu, on arrivait à un bien meilleur résultat et plus rapidement en faisant travailler successivement à l'aide d'efforts petits et souvent répétés tous ses muscles en suivant les lois de la mécanique et de l'anatomie.

La gymnastique suédoise, dont les principes sont dus à Ling, a pour but d'obtenir dans chaque cas l'effet spécial qui peut être utilisé ; pour cela elle localise et dose l'énergie musculaire, elle choisit et localise convenablement le mouvement. L'effort n'est pas obtenu en cherchant à vaincre une résistance inerte telle qu'un poids à soulever, un ressort à tendre ; elle consiste à vaincre la résistance opposée par un opérateur qui la gradue, la modifie et la dirige à son gré. Cet opérateur doit être un homme de l'art sachant ce qu'il fait et travaillant en vue du but à atteindre.

Cet opérateur devant réunir une somme de connaissances assez considérable, des aptitudes physiques spéciales, était assez difficile à rencontrer. Aussi Zander eut-il l'idée heureuse de demander à des machines de faire le travail de ce praticien. Il construisit des machines différentes pour chaque cas spécial et c'est l'ensemble des applications de ces machines à la thérapeutique qui porte le nom de mécanothérapie.

Zander fonda dans les principales villes de l'Europe des établissements où on applique cette méthode ; pour répondre aux principaux cas de la pratique et remplacer la main du masseur, il a dû construire environ soixante-dix machines de type différent.

On a aussi demandé à des machines convenablement disposées de produire les diverses formes de massage, depuis l'effleurement jusqu'au pétrissage ; à l'aide de percussion graduée, effectuée avec de petits marteaux, on obtient le tapotement ; quant au pétrissage on le doit à des rouleaux tournant autour de leur axe en même temps qu'ils se déplacent.

Toujours dans le même ordre d'idées, il existe des appareils destinés à faire exécuter à un membre ou au corps tout entier des mouvements déterminés de manière à mettre en action certains muscles ou groupes de muscles. Cette disposition remplace avec avantage, dans certains cas, la production active des mouvements. Nos muscles sont doués d'un pouvoir de compensation remarquable ; tel mouvement actif qui doit être le résultat de la contraction d'un muscle déterminé sera produit par un autre groupe si le premier est douloureux ou atrophié. Enfin, il est des cas où on a intérêt à produire l'effet local d'un mouvement déterminé, alors que l'effet général qui résulte de l'exercice peut être fâcheux ou même dangereux, par exemple dans les maladies du cœur.

La mécanothérapie, quoique encore dans l'enfance, a fourni déjà des résultats très favorables qui font très bien augurer d'elle.

La vibrothérapie ou sismothérapie a sa place toute indiquée à côté de la mécanothérapie. Cette méthode consiste à soumettre le malade ou la partie malade à l'action d'un mouvement vibratoire.

Employée dès la plus haute antiquité elle a été appliquée à diverses époques, puis abandonnée. Zander, en 1864, rappela l'attention sur elle et construisit des appareils destinés à agir sur les différentes parties du corps ; plus tard, en 1878, Vigouroux étudia l'effet sur les hystériques des vibrations communiquées par un diapason de très grandes dimensions. Boudet, de Paris, et Mortimer Granville employèrent aussi l'action locale des vibrations. Charcot, en 1892, se servit de l'action généralisée des vibrations avec son fauteuil trépidant, de l'action localisée spécialement sur la tête avec son casque vibrant. A l'heure actuelle on utilise surtout l'action locale du mouvement vibratoire ; les caractères principaux de cette médication sont : action décontracturante, action sécrétoire, action analgésiante. Les trépidations généralisées auraient une action sédative. La sismothérapie a produit de bons effets dans le traitement de l'ozène, du coryza chronique, dans la coqueluche, certaines affections de l'utérus.

Les lois de l'hydrostatique ont été mises à contribution dans les applications du clysopompe et du tube de Faucher.

L'aérothérapie utilise les variations de la pression atmosphérique en se servant d'air raréfié ou d'air comprimé ; dans ces variations il faut tenir compte de l'action mécanique exercée par l'air sur les parties avec lesquelles il est en contact et surtout des phénomènes secondaires qui modifient les échanges gazeux qui se font dans les poumons. La cure d'altitude qui consiste à envoyer le malade pour un temps assez long à 1,000, 1,200, 1,500 mètres au-dessus du niveau de la mer, produit une augmentation dans le nombre et l'amplitude des mouvements respiratoires, augmente les échanges, favorise l'hématopoïèse. La diminution de la pression atmosphérique n'intervient pas seule, il faut tenir compte dans les bons résultats obtenus de la pureté de l'air et de l'intensité des radiations solaires. On fait aussi usage de l'air comprimé qu'on utilise de deux façons. Dans l'une la cavité pulmonaire est mise en communication avec un réservoir contenant de l'air à une pression supérieure à la pression atmosphérique par l'intermédiaire d'un masque convenablement disposé; dans l'autre, le malade est enfermé dans une chambre métallique où l'air peut être comprimé à l'aide d'une pompe. Ce dernier dispositif est plus commode et permet des séances plus prolongées, le malade pouvant lire ou travailler.

Les effets observés dans les deux cas sont analogues, augmentation de la capacité respiratoire, diminution du nombre des mouvements inspirateurs et expirateurs, élévation de la température, augmentation des combustions. La méthode donne de bons effets dans certains cas d'emphysème, d'asthme, de catarrhe pulmonaire.

La chaleur et le froid qui jouent un si grand rôle dans l'esprit populaire pour expliquer la pathogénie de la plupart des affections sont mis largement à contribution par la thérapeutique.

La chaleur est employée sous forme de bains d'eau chaude ou de bains de vapeur; dans le bain d'eau chaude la température ne peut jamais être très élevée et c'est aux bains de vapeur qu'il faut avoir recours si l'on veut obtenir des effets nettement dus à l'action de la chaleur: accélération de la circulation, diaphorèse abondante. Dans un bain de vapeur il est impossible de résister beaucoup et longtemps à l'action de la chaleur; nous ne pouvons lutter contre l'élévation de température que par l'évaporation de la sueur, ce qui est impossible dans un milieu déjà saturé.

On pourrait résister plus longtemps dans une étuve sèche; ces dernières sont difficiles à construire et surtout à régler.

Ne pouvant faire facilement et sans danger des applications générales de la chaleur, à température élevée, on a fait des applications locales, dans certaines affections douloureuses des membres, arthrites aiguës ou chroniques. On enferme le membre malade dans un cylindre dont on élève progressivement la température jusqu'à 120° et 130° et où on le laisse environ 45 minutes.

J'aurai fini avec les applications de la chaleur quand je vous aurai dit que Mengaud fait passer dans le nez un courant d'air chaud pour guérir les affections des muqueuses nasales et que des insufflations d'air chauffé vers 300° ont pu amener la guérison du lupus.

A côté de la calorithérapie il convient de placer la frigothérapie; cette dernière consistant essentiellement en une soustraction de chaleur pouvant produire des effets variés. Laissons de côté les bains de mer et les bains de rivière qui sont du domaine de l'hygiène plutôt que de celui de la médecine proprement dite. On ne peut en dire autant de l'emploi des bains froids dans la fièvre typhoïde suivant la méthode de Brandt. Ici il s'agit d'une méthode thérapeutique dont les résultats sont trop connus pour qu'il soit utile d'insister.

Le froid et les corps froids à leur action réfrigérante joignent une action analgésiante et anesthésiante; l'usage de la glace n'est plus une nouveauté, on l'applique avec succès dans certaines péritonites ou certaines fièvres cérébrales.

Dans ces différents cas l'action est la même, soustraction d'une certaine quantité de chaleur; depuis quelques années on a appliqué l'action du froid dans des conditions dans lesquelles l'explication des effets obtenus est moins simple. MM. Letulle et Ribard, sous le nom de crymothérapie ont fait des applications d'acide carbonique solide. Ils placent chaque jour sur l'épigastre, pendant demi-heure environ, un sac contenant deux kilogs d'acide carbonique solide à l'état de neige; ce sac est séparé de la peau par une couche de ouate. Grâce à cette méthode, les auteurs ont pu obtenir chez certains tuberculeux le retour de l'appétit; résultat très important chez ces malades qu'il est nécessaire d'alimenter et même de suralimenter.

On s'est servi de plus basses températures encore. M. Pictet a construit un appareil qu'il décrit sous le nom de puits frigorifique. C'est un cylindre à double paroi, de deux mètres environ de hauteur. Dans la double paroi circule un liquide refroidi qui maintient la température à —110°. Cordès et Chossat ont fait avec cet appareil des recherches sur l'influence des grands froids sur l'homme. La tête du patient sort du cylindre et d'épaisses fourrures empêchent le contact direct de son corps avec la paroi froide. On s'imaginerait difficilement que le patient éprouve un sentiment agréable de fraîcheur si le fait n'était affirmé par les expérimentateurs. Au bout de dix ou vingt minutes la respiration devient plus fréquente, le pouls s'accélère; il y a certainement une augmentation des combustions intimes comme on pouvait le prévoir; on a constaté une augmentation de l'appétit et une grande amélioration dans les cas d'atonie gastrique, de dyspepsie, de névrose douloureuse de l'estomac.

Dans ces applications, ce qu'il y a de plus remarquable c'est que le patient n'éprouve pas une sensation de froid pouvant aller jusqu'à la douleur. Cela tient à ce que pas plus dans le puits frigorifique que dans la crymothérapie il n'y a contact avec le corps froid. Les échanges se font seulement par radiation et la peau doit être transparente, diathermane pour les radiations correspondantes à ces basses températures qui la traversent sans s'y arrêter.

Ces radiations nous conduisent tout naturellement à ces chapitres de la physique dans lesquels les mouvements vibratoires expliquent la plupart des faits : l'acoustique et l'optique.

En acoustique c'est la musique qui a attiré l'attention des expérimentateurs; ces derniers ont remarqué que la musique pendant les repas et surtout pendant la digestion facilitait par action réflexe la sécrétion stomacale et augmentait son pouvoir digestif.

Pour emprunter à l'hydrostatique, à la chaleur et à l'acoustique des moyens pour soulager ou pour guérir, les thérapeutistes ont fait des efforts d'imagination considérables. En optique il n'en est plus ainsi, il n'y a eu qu'à ouvrir les yeux et à regarder. On a constaté depuis longtemps l'action bienfaisante de la lumière naturelle ou artificielle et on n'a eu qu'à en faire des applications méthodiques. Des observations nombreuses et anciennes montrent que les radiations ont une influence certaine et notable sur les êtres organisés, végétaux ou animaux ; tout le monde connaît le vieil adage populaire : « Où n'entre pas la lumière entre le médecin ». On sait aussi que dans certaines circonstances ces radiations peuvent amener des désordres et produisent ce qu'on appelle des   oups de soleil.

Dès 1859, Charcot exprimait la pensée que ces actions devaient être dues aux seules radiations chimiques ; le professeur Bouchard, en 1862, démontrait l'exactitude de cette manière de voir qui se trouve encore justifiée indirectement par ce fait que dans les ateliers où on utilise l'arc électrique on observe des effets analogues à ceux des coups de soleil ; l'arc électrique est précisément très riche en radiations chimiques. Ajoutons aussi que dans bien des méthodes thérapeutiques on a utilisé l'action microbicide de la lumière.

En photothérapie on emploiera tantôt les faisceaux complets comprenant l'ensemble des radiations, tantôt au contraire certains groupes.

La suppression de la lumière qui relève aussi de la photothérapie, calme la migraine, atténue les accès de manie aiguë. Par contre, dans certains cas, les accès d'asthme sont dissipés par le passage de l'obscurité à la lumière.

Ces vagues indications ne constituent pas une méthode curative ; il n'en est plus de même des bains de lumière, des cures de lumière qui ont été imaginés par Rikli.

Rikli a installé un sanatorium spécial dans les montagnes de la Carniole, près de Trieste, à huit cents mètres d'altitude ; ce sanatorium comprend un vaste parc qu'un mur élevé divise en deux parties, l'une réservée aux hommes et l'autre aux femmes. De mai à octobre les malades complètement nus, passent toute la journée en plein air et pendant un certain temps doivent rester au soleil, en garantissant leur tête par un parasol. Ce traitement a donné de très bons effets aussi a-t-on installé des établissements analogues à Dresde, à Lemnitz. Les effets immédiats de cette médication sont un accroissement de la capacité respiratoire, augmentation de l'appétit, augmentation de poids. Cette méthode paraît convenir aux maladies par ralentissement de la nutrition.

La part qui revient à la lumière est difficile à déterminer, le malade étant soumis en même temps à l'action de l'air, du vent, de tous les agents atmosphériques.

Ces résultats firent penser à essayer l'application de la lumière artificielle. On y fut conduit, d'autre part, par des observations faites dans des ateliers où on employait l'électricité au travail des métaux : on remarqua que des ouvriers souffrant de douleurs rhumatismales voyaient leur état s'améliorer, leurs douleurs diminuer et même disparaître. L'idée vint donc d'employer la lumière artificielle comme moyen curatif. C'est ce que firent en effet Ewald, de Colonna, Vieztowski, de Saint-Pétersbourg, Stein, de Moscou ; ils obtinrent des effets satisfaisants en soumettant la partie malade pendant quinze secondes à deux minutes à l'action d'une lampe à arc placée à 1 mètre 50.

Quelles sont les radiations qui agissent : les radiations chimiques ou les radiations calorifiques ; probablement les unes et les autres ; les lampes à incandescence qui émettent peu de rayons chimiques, agissent de la même façon. Par cette méthode très simple, souvent au bout d'un temps très court, on a obtenu l'amélioration et la guérison de lombagos, de sciatiques, de rhumatismes chroniques.

Les lampes à incandescence ont été utilisées par Kellog, pour donner des bains de lumière. Le malade est placé dans une caisse recouverte de métal poli, soixante lampes sont réparties à la surface de la caisse, les yeux sont protégés par des verres noirs. L'action immédiate est une abondante sudation qui contribue à produire l'amélioration obtenue chez les rhumatisants.

Dans les méthodes que nous venons d'exposer toutes les radiations émises par le soleil ou les sources lumineuses sont mises en jeu; dans certains cas il y a intérêt à en éliminer un certain nombre.

L'influence de la couleur sur l'organisme a été signalée dans quelques cas. C'est ainsi que dans les ateliers de préparations des plaques photographiques de MM. Lumière, le travail pendant lequel les rayons chimiques doivent être entièrement supprimés, s'effectuait dans des ateliers dont les fenêtres étaient garnies de verres rouges : on remarqua que les ouvriers et les ouvrières devenaient très excitables et qu'il y avait des altercations fréquentes. Ces effets furent attribués à l'action de la lumière rouge : les vitres rouges furent remplacées par des vitres vertes capables elles aussi d'arrêter les radiations chimiques; après ce changement le calme et la tranquillité revinrent dans les ateliers.

Les aliénistes ont étudié l'action des couleurs sur leurs malades en mettant aux fenêtres des vitres de colorations variées. De ces expériences il résulterait que la couleur bleue amènerait une sédation marquée.

Des lunettes de telle ou telle couleur donnent une crise à certaines hystériques.

Savary a observé que les rayons bleus dépriment le pouls et abaissent la température. On a remarqué que dans la variole la figure et les mains sont toujours les parties les plus fortement atteintes; il était naturel d'attribuer ce fait à l'action de la lumière à laquelle ces parties sont plus exposées que le reste du corps. On devait donc pouvoir atténuer l'action de l'éruption en supprimant l'action de la lumière, et en effet Back en 1867 et Waters en 1871, qui ont maintenu des varioleux dans l'obscurité complète, ont obtenu de bons résultats de cette précaution. Mais ce procédé est peu commode dans la pratique et il peut être avantageusement remplacé par un autre : il ne semble pas que les radiations soient également nuisibles et dès lors il suffit de supprimer celles dont l'action est la cause des accidents observés. Il paraît que dès longtemps les Japonais avaient l'habitude de placer les varioleux dans des chambres entièrement rouges. Au xviiie siècle, Fouquet, de Montpellier, employait une disposition analogue. Cette méthode était abandonnée et même à peu près oubliée, lorsqu'elle fut reprise il y a trente ans environ successivement par Gallavardin de Lyon, Finsen de Copenhague, Widmarck de Stockholm, etc. qui placèrent leurs malades dans des chambres où la lumière rouge pouvait seule pénétrer. Sous l'influence des radiations rouges ou plus probablement, pour être précis, par suite de l'élimination des rayons chimiques, les pustules ne deviennent pas purulentes, elles se dessèchent rapidement ; comme conséquence il n'y a pas de fièvre secondaire et l'éruption ne laisse pas de cicatrices.

Chatinière a signalé en 1898 qu'on obtenait également de très bons effets en traitant la rougeole dans les mêmes conditions ; dès le début les symptômes s'amendent et on arrive à la guérison en un temps qui peut ne pas dépasser trois ou quatre jours.

Si dans les cas que nous venons de signaler il faut éviter l'action des radiations chimiques il en est d'autres au contraire où ce sont celles-ci qui constituent l'agent curateur.

Depuis 1895 plusieurs tentatives ont été faites pour appliquer l'action de la lumière au traitement du lupus : Thayer, Maximilien Mehl, Lahmann ont essayé et obtenu quelques résultats favorables. Mais c'est Finsen qui, se basant sur l'action et les propriétés des radiations chimiques, a précisé les conditions dans lesquelles il convient de se placer et a institué une véritable méthode.

Il utilise la lumière solaire quand cela est possible ou à son défaut la lumière d'un puissant arc électrique qu'il concentre sur un petit espace à l'aide d'une lentille ou d'un système de lentilles. Mais afin de n'utiliser que les rayons les plus réfrangibles il fait traverser au faisceau une couche d'une certaine épaisseur d'eau colorée par le bleu de méthylène ou une couche d'eau céleste. Pour obtenir la guérison il ne suffit pas que l'action des radiations se fasse sentir à la surface de la peau il faut que celles-ci pénètrent jusqu'à une certaine profondeur : il se présente là une difficulté, parce que le sang qui circule dans les vaisseaux superficiels arrête les radiations très réfrangibles et s'oppose à leur action profonde. Finsen évite cet inconvénient à l'aide d'un compresseur en quartz qu'il applique très fortement sur la partie traitée de façon à en chasser le sang. Sous l'influence du traitement il se produit une amélioration presque toujours et souvent une guérison.

Au 31 décembre 1899, sur 462 cas traités par Finsen à Copenhague il y avait eu 326 guérisons, 121 malades étaient en traitement avec amélioration, 26 avaient quitté avant la fin de la cure ; il n'y avait eu que quatre réfractaires.

Si la photothérapie est dans nos pays de date récente il n'en est pas de même de l'électrothérapie et il y a plus de cent cinquante ans qu'on a eu l'idée d'appliquer l'électricité à la guérison de certaines maladies ; le professeur Krüger, d'Helmstadt, en 1744, Hermann Kleim en 1746, Jallabert, de Genève, en 1748 essayèrent d'utiliser la contraction musculaire produite par les étincelles pour rendre le mouvement et la force aux membres paralysés. Ces tentatives restèrent infructueuses et l'électricité fut rejetée de la thérapeutique ; la découverte de la pile par Volta ne la remit pas en honneur ; la découverte des phénomènes d'induction rappela l'attention sur l'emploi médical de l'électricité qui n'a pas cessé d'être appliquée depuis.

Duchesne (de Boulogne) un des premiers se servit de l'électricité en clinique pour éclairer certains diagnostics et en fit des applications thérapeutiques. Il est divers modes d'emploi de l'électricité qui sont trop généralement connus pour qu'il soit nécessaire d'insister, nous nous bornerons à les rappeler rapidement :

La franklinisation, qui se sert des ressources que peuvent fournir les machines statiques seules ou unies à des condensateurs : actions des étincelles, effluves, souffle, bains électriques.

La galvanisation, dans laquelle on utilise des courants continus soit en application locale soit en application générale comme dans les bains hydroélectriques.

Enfin la faradisation, qui comprend les divers effets que peuvent fournir les bobines ou les machines d'induction.

Les deux premières méthodes ont progressé sans qu'on puisse signaler de modifications profondes dans leur mode d'emploi. Il n'en est pas de même de la troisième. A côté des courants alternatifs ordinaires produits par les bobines sont venus se placer les courants sinusoïdaux ; ces derniers sont basés sur le fait que, si certains effets dépendent seulement de la quantité d'électricité qui passe et de la différence de potentiel utilisée, la sensation éprouvée est liée à la forme de l'onde électrique et qu'elle est réduite au minimum quand les variations de celles-ci sont progressives et relativement lentes ; c'est le cas des courants sinusoïdaux.

Mais la modification considérable dans l'emploi des phénomènes d'induction consiste surtout dans l'application des courants de haute fréquence et de haute tension.

On savait que la grandeur des phénomènes d'induction est d'autant plus considérable que les variations du courant inducteur qui leur donne naissance sont plus rapides, de telle sorte qu'en augmentant la rapidité de celles-ci on était assuré d'atteindre des tensions considérables.

Mais avec les procédés mécaniques qu'on employait, la rapidité des variations du courant inducteur était forcément limitée ; il n'en est plus de même maintenant que ces variations sont le résultat de la production de décharges oscillatoires de deux lames du condensateur. Tesla, Elihu Thomson ont étudié ces phénomènes au point de vue physique.

D'Arsonval, un de vos aînés, Messieurs les Etudiants, fit des expériences pour connaître les effets physiologiques de ces courants et c'est lui qui en fit les applications médicales.

On savait que jusqu'à une certaine limite les effets physiologiques apparents tels que les secousses, les contractions, la douleur croissent avec la rapidité des excitations ; il n'en est plus de même lorsque le nombre de celles-ci devient très grand, dix mille par seconde par exemple. Les courants de haute fréquence peuvent traverser l'organisme sans produire de secousses ou de contractions et même sans être sentis. Ces courants ne sont pas cependant sans produire des effets réels : c'est ainsi qu'après quelque temps le système vasomoteur est fortement influencé ; il y a production d'une sudation abondante, il y a augmentation des combustions ; tous les malades que Bouchard appelle des ralentis de la nutrition se trouveront donc bien de ce traitement.

Les rayons de Rœntgen se rattachent directement à l'électricité qui sert à les produire ; on sait le rôle qu'ils jouent maintenant au point de vue du diagnostic.

Sans nous arrêter à cet usage nous devons parler de leur application comme moyen thérapeutique. Schiff d'abord, Freund ensuite se sont servis de la radiothérapie pour traiter, d'une part certaines maladies de la peau produites par des parasites (lupus, mycose du derme), et d'autre part certaines dermatoses dans lesquelles l'élimination des poils constitue un élément essentiel de guérison (le sycosis, le favus, les teignes).

Enfin, la partie de la physique qui traite du magnétisme n'a pas été oubliée. Vigouroux, en 1878, se servait de l'aimant pour faire disparaître des contractures récentes ou anciennes chez les hystériques ; des œdèmes, des tremblements chez ces mêmes malades ont guéri sous l'influence de l'aimantation.

MESDAMES, MESSIEURS,

Cet exposé a pu vous montrer que tous les chapitres de la physique ont excité la sagacité des médecins, tous ont été plus ou moins mis à contribution par la thérapeutique ;

ce faible aperçu vous a donné une légère idée de l'effort considérable tenté par le corps médical tout entier pour arracher l'homme à la souffrance et à la maladie.

Quant à vous Messieurs les Etudiants, après cette longue énumération, vous pouvez supposer que tout a été fait, tout a été essayé et croire qu'il vous sera impossible de faire à votre tour quelque chose de nouveau ou de personnel. Chassez cette idée de votre esprit, le vaste champ de la science et de la médecine est loin de nous avoir livré toutes ses vérités; mettez en pratique les principes que vos maîtres de l'école de Limoges ont essayé de vous inculquer, suivez l'exemple donné par certains de vos prédécesseurs, travaillez, fouillez, cherchez, arrachez à la nature le moindre de ses secrets, l'humanité tout entière vous en sera reconnaissante; en récompense elle ne vous donnera probablement pas la fortune, mais un trésor plus durable : l'honneur, la gloire et l'immortalité.

Imprimerie Vᵉ H. Ducourtieux 7, rue des Arènes Limoges.

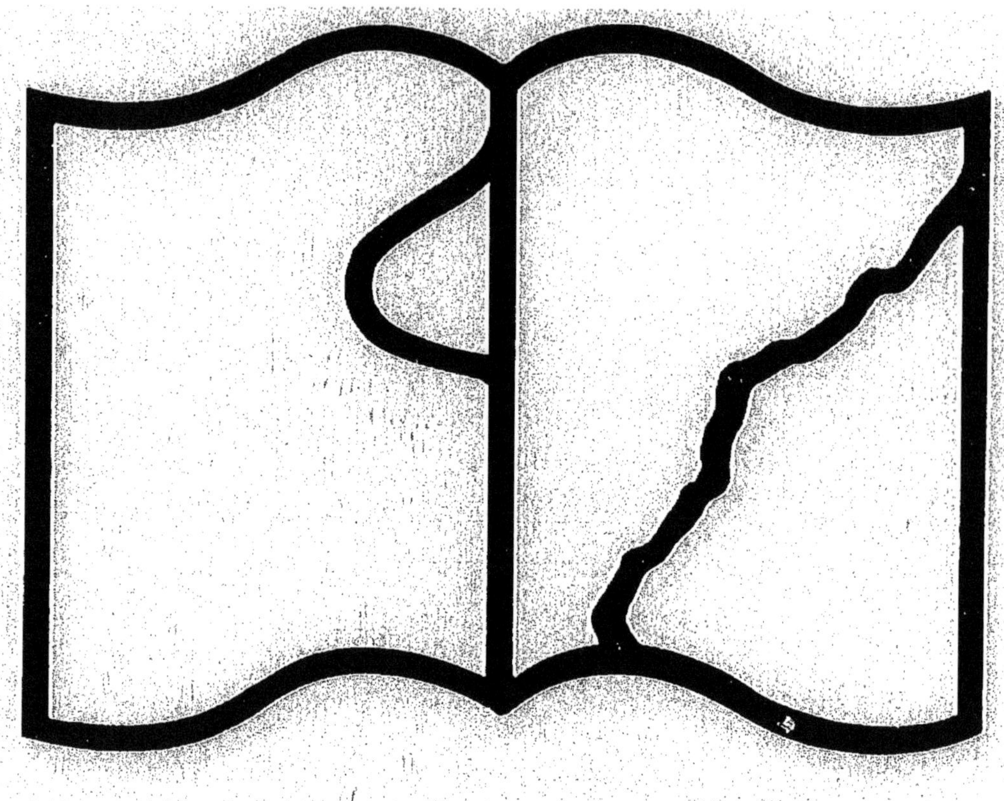

Texte détérioré — reliure défectueuse

NF Z 43-120-11

9 782013 669696